Deshojando la margarita del Autismo

Una teoría explicativa para la génesis y comprensión del autismo desde una perspectiva neuroantropológica.

Humberto Guerrero

A mis padres

CONTENIDO

Prefacio	8
El autismo y yo	21
Comprendiendo la condición del autismo	35
Comunicación	39
El niño que no molesta	42
Algo huele bien	44
La hipótesis	54
El olfato	61
Autismo y olfato	80
Analogía con un daltonismo para el olfato	92
La representación	99
No todo debe ser explicado	106
Referencias y bibliografía	107
A cerca del autor	110

Margaritas de la palabra

Margaritas de la ciencia

Recogí las margaritas,

como el perro recoge las migas

que caen de la mesa,

aún sin saber cuál fue el banquete servido,

en los pequeños sabores descubro los manjares que fueron...

Prefacio

El aporte más significativo de este trabajo, quizás sea el hecho de haber contemplado, la condición autista, desde la perspectiva de la representación.

Así comencé el libro "Margarita para los chanchos. Autismo, representando un enfoque", ahora es tiempo de realizar correcciones y cambios significativos, no al contenido en si, sino a la epistemología y el modo en que me acerque al autismo de manera intuitiva, tomé por asalto la posibilidad de una visión psicoanalítica, pues no niego de los riesgos que implica hoy, hablar de psicoanálisis, pero me equivoqué. No, en relación a lo que el psicoanálisis significa como herramienta teórica para la comprensión de diferentes fenómenos; sigue siendo a mi juicio una herramienta poderosa. Solo que ya no hay hombres para el psicoanálisis ni ciencia.

La sociedad ha cambiado y se resiste a mirarse en un ejercicio introspectivo, la neurociencia ha desplazado toda posibilidad de psiquismo (aparato que considero existe en la persona), en tal sentido sería una propuesta epistemológica inadecuada para el hombre de hoy y para la "ciencia"; menos adecuada para explicar la condición del autismo.

Siempre tuve un pensamiento holístico entre posturas que fueron alejándose una de otra a lo largo de la historia, la neurociencia y la psicología, la conducta del hombre y su neurodesarrollo. La neurología y antropología; ambas disciplinas fueron tomando distancia una de la otra, no pudiendo encontrar, o no queriendo encontrar puntos de valiosa conciliación, complementación y por qué no decirlo, no colaborar en conjunto para explicar mejor al hombre y su condición humana.

Al tiempo que la neurología evolucionaba incurriendo en una peligrosa reducción...antropólogos de todas las especialidades desarrollaban una cierta "biofovia", que les llevaba a

marginar a quienes les habían marginado, impidiendo todo diálogo posible.
Josefa Ros Velazco-2012[1]

Aunque nueva en su desarrollo y mucho más nueva para mí, la neuroantropología surge a partir de la necesidad de dar explicación de un modo satisfactorio a las acciones del hombre y conductas que modificadas o adaptadas por el medio y por la cultura, producen cambios en el neurodesarrollo, no solo cambios que voy a denominar: blandos (perceptivos y representacionales) sino duros (estructurales y neurofuncionales), el término en si

---

[1] Josefa Ros Velazco "La promesa holista de la neuroantropología" Revista Internacional de Filosofía, N°59-2013 – ISSN 1130-0507, p.200

"Neuroantropología" fue acuñado por un sociólogo Warren Tenhouten y por el Neurólogo Oliver Sacks.[2]

Pase por alto este detalle cuando leí la obra de, Oliver Sacks "un Antropólogo en Marte, Siete relatos paradójicos" (2005), aunque en mi primer libro lo cito, se me hizo impertinente, del mismo modo que cité a Isaac Asimov, quizás sea una impertinencia en la cual deba persistir. Al parecer un autor descalificado por los neurólogos es reivindicado por los antropólogos.

La representación, seguirá siendo un aspecto central de esta especulación teórica, solo que la epistemología que voy a utilizar, el

---

[2] Josefa Ros Velazco (Ibidem 1)

prisma por el cual vamos a analizar esta teoría será la Neuroantropología.

En mi anterior introducción escribí:

En tanto el sujeto con autismo, no siente o percibe de modo disfuncional, sino se representa el mundo de modo particular; la diferencia sutil del concepto pone la atención en los *mecanismos de representación*.

Si bien estos mecanismos están subordinados a las funciones sensoriales, no solo dependen de las posibilidades de hipo o híper sensibilidad sensorial o las peculiaridades en la "percepción". Las mismas son determinadas y significadas a partir del entorno cultural en el cual se desarrolla la persona con TEA[3].

Cuando hablamos de "mundo" en sentido amplio, hablamos de todo cuanto está en nuestro entorno, lo sustancialmente percibido y lo representativamente afectivo o emotivo. El mundo en nuestro entorno es cedido por nuestros padres, a través de un modo cultural que lleva implícito una lengua y acciones impregnadas de significados, que cuentan una historia, la historia de nuestros padres, nuestros abuelos y antepasados. Una historia cultural que constituye un particular modo

---

[3] TEA: Trastorno del Espectro del Autismo, taxonomía consensuada que viene del DSM-5 - 2013, para referirse a la condición autista o del autismo.

de representación de este mundo que contiene al niño.

De tal manera el mundo representado, del sujeto con autismo, depende como es claro, de sus funciones cognitivas y perceptivas, pero lejos de estar aisladas en relación al contexto, forman parte de él, y la dificultad de comunicación y encuentro con el otro, no está solo, en relación a un impedimento de funciones neurológicas, sino a un modo particular de representación, donde el sujeto con TEA no consigue hacer propio los "códigos convencionales" de su cultura, construyendo de alguna manera una representación propia, analógica y no convencional de su entorno.

Tanto mayor es la posibilidad de establecer representaciones convencionales, menores las dificultades de la persona con TEA para establecer comunicación de todo tipo. La condición esta invariablemente sujeta a esta premisa. En las personas TEA el mecanismo para establecer representaciones convencionales, parece escapar a la convención cultural, se escabulle entre el discurso y las significaciones del entorno.

Sostengo que la única constante del TEA es la imposibilidad del sujeto para establecer representaciones convencionales.

Es la comunidad a la que pertenece el sujeto con TEA quien establece más o menos criterios de inclusión, según sea más proclive a aceptar miradas más alejadas de la convención cultural. En términos que se entienda; más flexible a la posibilidad neurodiversa del sujeto.

Las posibilidades de neurodesarrollo, no solo corresponden a las posibilidades neurofisiológicas de la persona , o a su modo particular de pensamiento, depende esencialmente de las condiciones y espacios que la comunidad social le procura, y cuanto permite la comunidad ser penetrada por este modo particular de representación que difiere de la convención.

Ahora que hemos comprendido este sujeto bio-neuro-psico-social (sumaria cultural), ¿cuál es el mecanismo que permite unir estas ontologías epistemológicas, en un solo lenguaje convencional? , ¿Cuál e mecanismo que nos permite comunicarnos y entendernos?

El mecanismo comprende como es claro, varios elementos intrincadamente interrelacionados y que pueden ser explicados de modo analítico desde diferentes epistemes, como es la constitución humana.

Pero me he dado a la tarea de encontrar un denominador común y medianamente satisfactorio, que explique este mecanismo de modo holístico y es el estudio y el entendimiento de la función olfatoria y su relación con el TEA. Como el olfato se da a la tarea inconsciente en el sujeto de establecer representaciones convencionales.

"Deshojando Margaritas", pretende explicar con una visión neuroantropológica, la posible génesis multifactorial del TEA dando respuesta a los siguientes interrogantes:

¿Qué sentido es el primero en involucrase en el acto perceptual, por ende define el modo representacional del sujeto?

¿Sería el olfato el principal "ordenador" de nuestras representaciones?

¿En tal caso, lo que llamo de una manera figurada para explicar un modo diferente de oler, "un daltonismo olfatorio", devendría en un modo particular y único de representación no convencional y se manifestaría por lo que entendemos como Trastorno del Espectro del Autismo?

El autismo, y yo.

Debería ir a mi niñez, cuando tenía un amigo Guillermo C. vivía a la vuelta de casa, con cinco o seis años ambos, no advertí nunca que tuviera una "discapacidad", para mí era simplemente mi amigo, supongo que no hablaba no lo recuerdo, pero de algo estoy seguro entre nosotros nunca hubo problemas de comunicación.

¿Habrá sido este el comienzo?, no lo sé, Guillermo y yo, crecimos y ya no jugábamos juntos, y supongo que mis intereses y amigos fueron cambiando… seguí saludando y compartiendo muchos momentos como cumpleaños con Guillermo, hasta que ya no lo vi más…

Cuando tuve unos diecisiete años, comencé a asistir al Instituto Hellen Keller [4] de la Ciudad de Córdoba, como voluntario (en esa época funcionaba también un hogar donde los niños permanecían en la institución de lunes a viernes), así que la actividad de los voluntarios estaba orientada a ocupar horas de juego y pasar tiempo con los pequeños...

En esa época (1988), la institución agrupaba los niños, según sus capacidades y autovalimiento, en: no videntes, con y sin resto visual, y multimpedidos[5], este segundo

---

[4] Institución de educativa de personas no videntes
[5] Las designaciones y clasificaciones, como las taxonomías usadas corresponden a la época en 1988 aún se manejaban criterios del DSM III-R (1987)y el TEA era considerado por muchos como una Psicosis Infantil.

grupo se conformaba por el colectivo de niños que además de ser no videntes, tenían algún otro trastorno asociado, de manera inespecífica y sin un criterio evidente para los voluntarios legos, este grupo constituía la mitad de la población del Instituto (aclaro que tenían asistencia y supervisión por parte de la fundación Hilton Perkins que funcionaba dentro del Instituto Hellen Keller ,esta Fundación desarrolló modelos teóricos de abordaje y trabajos de investigación, que fueron pioneros en Latino América).

Este colectivo en particular, fue el que me eligió, estos niños llamaban particularmente mi atención porque veía como "alternativamente" usaban recursos para comunicarse, aun cuando muchos no solo no veían sino además no escuchaban, y/o tenían limitaciones motrices.

Ya antes de comenzar mis estudios universitarios, sabía que quería trabajar con personas con "discapacidad", con "multimpedimento"; y que la "llave" de este proceso para su abordaje, era la comunicación.

Dentro de esta hermosa Institución conocí a mi primer Maestro, bien lo escribo con mayúscula, porque de alguna manera fue mi mentor, Miguel Ángel Ciapponi, profesor de educación física y psicomotricista. Me enseño entre otras cosas, la premisa fundamental para el trabajo con personas con discapacidad:

Deshojando la margarita del Autismo

"... no sabemos si hacemos las cosas bien o mal, sabemos que cuando comenzamos con estos chicos, traen una mirada mórbida, triste, hoy tienen una mirada diferente; viva y alegre, tan mal no debemos haber hecho las cosas..."
M.A. Ciapponi (1990)

Por ese entonces, también, conocía al Dr. Rodolfo Castillo Morales[6] (vecino, era cliente del

---

[6] Rodolfo Castillo Morales (1941-2011), desde su profesión como médico Neurofisiatra, concibió un Concepto de Neurorehabilitación, tomando como base su estudio de la antropología Latinoamericana, durante su juventud vivió las experiencias de las comunidades originarias de Entre Ríos Argentina, y desarrolla entre otras, la maniobra de "calma motora" observando los modos de relación entre madre e hijo de comunidades Coyas en el norte de Argentina y Sur Andino Boliviano.

negocio de la familia), a tiempo de terminar la educación media y sabiendo que Castillo Morales trabajaba con "discapacidad" (no hace falta presentar tamaña figura), me acerque a su consultorio para que me aconsejara que estudiar en relación a mi motivación. "Licenciatura en Kinesiología"..., me dijo. Luego puedes especializarte en Neurología Kinésica , no hizo falta saber más al respecto, inmediatamente me inscribí en la carrera.

"La medicina es arte. La rehabilitación neurológica es el arte de descubrir a través del contacto y la observación que persona está detrás de la etiqueta"

Rodolfo Castillo Morales

Mientras cursaba seguía vinculado al Instituto Hellen Keller y la relación con Miguel Ángel Ciapponi, se fue estrechando, Miguel Ángel, me invitó a participar de otro espacio de trabajo con personas con "discapacidad" (en su mayoría con problemas motrices); en el centro de Actividades Deportivas del Gimnasio Municipal Manuel Belgrano , que funcionaba en el playón deportivo y pista de atletismo del antiguo edificio del IPEF (Instituto Profesorado de Educación Física) enclavado en la entrada del Parque Sarmiento de la Ciudad de Córdoba, hago mención a este espacio, porque me sirvió para realizar la especialidad como neuro-kinesiólogo bajo la supervisión de la Universidad Nacional de Córdoba, a través de la escuela de Ciencias Médicas y la Licenciatura en Kinesiología y Fisioterapia.

A partir de entonces, nace en mí; como interés la investigación de la comunicación como fenómeno, la conducta en relación a la comunicación, y como van suponiendo... esto que llamamos autismo, (1994). Mi primer soporte teórico fue un libro que me acompaño hasta hace unos años cuando lo regalé a alguien que quiero mucho, esperanzado en que surta el mismo efecto que en mí. Un buen libro es a menudo, un buen disparador.

"Teoría de la comunicación humana" de Paul Watzlawick, quedé totalmente atrapado por lo que representa el primero de los cinco axiomas que Watzlawick, enuncia:

"Es imposible no comunicarse: Todo comportamiento es una forma de comunicación. Como no existe forma contraria al comportamiento («no comportamiento» o «anti comportamiento»), tampoco existe «no comunicación»." [7]

Por lo tanto el que considuráramos en el autismo un déficit en la comunicación, debería tener más que ver con nosotros que con las personas con autismo.

Miguel Ángel había constituido un grupo importante (creo que sin querer), de alumnos pasantes de diferentes carreras y un buen

---

[7] Watzlawick, Paul ,(1967) p.50

número de concurrentes para actividades físicas adaptadas, como habíamos logrado que nos cedieran la alberca de la Escuela Manuel Belgrano[8], las actividades eran desarrolladas en el medio acuático, y nos constituimos en un número aproximado de 30 "terapeutas" y 30 "concurrentes" (ya que la condición de trabajo dentro del agua era uno a uno). Al ser un número era significativo de personas y las posibilidades del medio acuático daba para realizar una buena cantidad de actividades neuro cognitivas y pedagógicas, comenzamos dirigidos y motivados por Miguel Ángel Ciapponi, a realizar

---

[8] Escuela Perteneciente a la Universidad Nacional de Córdoba, a través de un convenio con la Dirección de Deporte de la Municipalidad de Córdoba.

"registros", de lo que observábamos, con la intención de promover diferentes pautas para trabajos de investigación posterior y definir una metodología para el trabajo de personas con discapacidad en el medio acuático.

Con apoyo relativo de la Universidad Nacional de Córdoba a través de la Licenciatura de Kinesiología y Fisioterapia, con apoyo parcial de IPEF (Instituto Profesorado de Educación Física) y con nulo apoyo del Instituto Domingo Cabred[9], y del Ministerio

---

[9] Instituto Domingo Cabred: fundado en 1960 en la Ciudad de Córdoba actualmente pertenece como institución a la Universidad de Provincia de Córdoba, forma especialistas en las áreas de psicopedagogía, psicomotricidad, socio pedagogía y educación especial.

de Educación de La Provincia de Córdoba, el proyecto sobrevivió por un puñado de voluntades particulares, cuatro años.

La experiencia constituyó el primer espacio verdaderamente interdisciplinario donde convergíamos estudiantes de kinesiología, fonoaudiología, profesores de educación física y educación especial, profesores de hipoacúsicos, psicomotricidad, físicos, profesorado de no videntes, medicina.

El proyecto se disolvió, no voy a realizar juicio de valor respecto de las políticas de Gobierno, solo que esta fue la primera de muchas experiencias futuras donde queda claro, que no hay un interés real en sostener actividades, educativas, de investigación, recreación etc., aun cuando no se trate de cuestiones presupuestarias, se trata de mediocridad institucional, la "discapacidad" sigue siendo *el último orejón del tarro*, en las prioridades políticas de la mayoría de los Gobiernos Latino Americanos.

Más adelante haré referencia puntual a uno de los "registros", que hiciera en este ámbito y como determina el enfoque del modelo teórico que formulo para la comprensión del autismo.

Como mencioné antes, mi primer encuentro fue con la comunicación como fenómeno y después entender que lo que estaba estudiando era en realidad el fenómeno más significativo de la condición autista, entiendo fenómeno por aquello que aparece, y lo que primero se advierte en una persona con autismo es que en apariencia "habla poco", no "habla" o no "escucha".

Comprendiendo la condición del autismo

Una buena manera de comenzar con la comprensión del trastorno el espectro del autismo, es definirlo y hacerlo por la manera consensuada, aunque incompleta. La definición no ilumina por completo el entendimiento para la comprensión, pero da un marco de referencia teórico, por lo menos desde la biomedicina.

En el DSM-5[10], el "trastornos del espectro autista" (TEA), se define dentro de una categoría más amplia como "trastornos del neurodesarrollo".

---

[10] DSM-5 es la quinta edición del Diagnostic and Statistic Manual of Mental Disorders (Manual Diagnóstico y Estadístico de Trastornos Mentales), publicado por la American Psychiatric Association - 2013

En donde "Los síntomas deben estar presentes desde la infancia temprana, aunque pueden no manifestarse plenamente hasta que la limitación de las capacidades impide la respuesta a las exigencias sociales".

Los síntomas se reducen a dos categorías:

    a. "deficiencias en la comunicación social" (los problemas sociales y de comunicación se combinan)
    b. "comportamientos restringidos y repetitivos".

Especifica tres niveles de "gravedad" en los síntomas, en concordancia con los tres niveles de apoyo necesarios.

Hasta aquí la definición biomédica, la "comprensión" requiere de una apertura a diferentes posibilidades de la persona, con acierto la Dra. Rachel S. Brezis, agrega a esta definición:

"...es una condición fundamentalmente disruptiva de la articulación del (self) del "yo" y del "otro" o del (self) "yo y la cultura""[11]

Las posibilidades diversas de una persona son en relación a un otro y dentro de una cultura. De lo contrario sería imposible pensar al sujeto constituido como persona.

---

[11] Lende- Downy , "The encultured brain. An introduction to neuroanthropology" Rachel S brezis Cap 11 "autism as a case for neuroanthropology" Pag.291

Para continuar con el desarrollo, se me ocurrió ordenar el contenido en cuatro bloques temáticos

Comunicación

Olfato

Representación

Olfato y autismo

Comunicación

"...es imposible no comunicarse"
Watzlawick (1967)

Imaginemos una situación donde en realidad no tuviéramos la posibilidad de comunicarnos aun cuando fuera empíricamente posible, ¿Qué elementos deberían faltar?, básicamente un "otro", otro de quien aprender, otro que escuche, otro que esté, otro que dé la teta, otro a quien querer y por ese otro ser querido, es decir si vivimos es por otro, entonces el acto mismo de estar vivo implica una comunicación, un decir y un vivir son términos intercambiables...

No perdamos la perspectiva que ese "otro" necesario y vital, a su vez no es solo, sino con otros conforma un entramado social, esta urdimbre se teje con los hilos de la cultura, la diversidad misma se manifiesta en los colores y formas del género. Igual de diverso el cómo será usado, en diferentes prendas o adornos. Las posibilidades de significado son infinitas.

Uno de los andamiajes de la comunicación es la palaba el lenguaje. Pero la comunicación en sentido amplio es mucho más extensa que el sonido de la palabra dicha.

Intuitivamente creí que el problema del autismo, tenía que ver con la "imposibilidad" física orgánica, neurológica o biomédica de comunicarse... pues rápidamente descarté esta posibilidad. Recordé aquellos niños que había observado con multi-impedimento, podían de hecho manifestar deseos, y demandas, afectivas y cognitivas, solo unos pocos no tenían o parecían no tener esas facultades o posibilidades.

Entonces, el déficit motriz para los que habían sufrido encefalopatías congénitas, los imposibilitados de ver, o de escuchar y hablar, o padecían algún retraso mental, o los que podían tener uno o varios de estos déficits asociados, de alguna manera buscaban y lograban comunicarse…

¿Por qué un pequeño grupo quedaba sin la posibilidad de comunicación?

El niño que no molesta

Recuerdo como uno de estos niños, no vidente, que no hablaba (ocho años), y no teníamos certeza de que escuchara, se paseaba por la institución, con la libertad de quien sin "molestar", se permite explorar todos los recovecos y espacios... talleres de carpintería, electricidad, deporte, cocina, baños etcétera. Una total "independencia", anárquico en términos académicos; se habían hecho intentos infructuosos por "educar" a este joven, más allá de las rutinas aprendidas y sujetas a las actividades de la vida diaria, donde se había manifestado solvente, mostrando seguir siendo "independiente", de esta manera respondía a las rutinas cotidianas: levantarse, higienizarse, cambiarse, asistir al comedor, etcétera. Un día próximo al verano de mucho calor, el tallerista de la carpintería observó que "alguien" había desarmado un tocadiscos viejo y en desuso que estaba sobre uno de los estantes, no solo lo habían desarmado sino que habían desacoplado y retirado piezas, una de ellas era el motor eléctrico. Tamaña sorpresa, fue cuando se encontraron las piezas del aparato debajo de la cama de este joven, que no solo había ensamblado correctamente, sino que con el fondo de una lata de dulce de batata (constituye un circulo de hojalata de unos 40 cm de diámetro), había procurado fabricar aspas; para la confección de un ventilador.

Este niño, no veía, no hablaba, era el que "deambulaba" con

independencia y anarquía académica, "no molesta".

De algún modo me obsesioné con la idea de que había niños que no se comunicaban no por que no pudieran, sino que parecían elegir este modo "autista" para vivir.

Pero no solo podía tratarse de una elección, estamos por naturaleza llamados a encontrarnos con otro; me enfoqué en la observación de lo evidente... los sentidos, la percepción y las dificultades sensoriales.

Algo, huele "bien"...

Por descarte, si se quiere considerar de esta manera, valuando uno a uno los déficit sensoriales, y como éstos podían incidir en la "no comunicación" de algunas personas, me restaba uno que no tuve presente sino hasta el año 2001, que por razón fortuita leyendo compulsivamente novelas, siempre me gustó el género policial, y de ciencia ficción (Chesterton y Asimov son mis autores predilectos), llegó a mis manos "El perfume, historia de un asesino" de Patrick Süskind, literalmente me voló la cabeza, aparecía ante mí: el olfato; ese sentido olvidado dirá Flora Chade, a quien me remitiré más adelante.

Me asaltó la necesidad de revisar unos "registros"; aquellos que hiciéramos con el profesor Ciapponi en 1994, y uno en particular.

Dos jóvenes con encefalopatías congénitas, de 19 y 30 años de edad respectivamente habían tenido un episodio dentro del natatorio de características similares, y no simultáneamente. Ambos se desplazaban en el agua con bastante independencia y con las dificultades propias derivadas de una espasticidad cuadriparética. Con un centro de flotación pobre y a expensas de mucha relajación y movimientos suaves, habían logrado cierta habilidad para desplazarse, ambos podían sumergir la cabeza y contener la respiración, la oclusión oral en ambos jóvenes era deficitaria, por la hipertonía de los músculos de la cara (buccinadores y risorios),pero bien contenían el agua en la boca sin tragarla. En cierta ocasión uno de ellos, se sumergió repentinamente y cuando su respuesta no era la esperada rápidamente fue asistido por el terapeuta que lo acompañaba, al salir a la superficie, el joven, tenía el rostro extraviado y asustado, le preguntaron inmediatamente si había tragado agua accidentalmente y respondió que no, a continuación comenzó a sollozar o llorar de un modo particular, un llanto profundo, hacia dentro, espasmódico, sordo, y desconsolado. Esta imagen superaba el susto, más bien suponía un estado de angustia. Cuando se le preguntó nuevamente a que obedecía este comportamiento, se limitó a contestar, no lo sé, y realmente no encontró palabras para explicar lo que había sucedido. Este hecho que pudo ser aislado, nos llamó la atención nuevamente, cuando unos meses después se repitió con idénticas características, en el otro joven mencionado, y tampoco pudo explicar el motivo u origen de este llanto-angustia.

Revisé de inmediato las historias clínicas de ambos jóvenes, buscando pesquisando, queriendo dar explicación y poner palabras a estas manifestaciones.

En ambos casos la encefalopatía se había originado por hipoxia perinatal consecuente a la aspiración de líquido amniótico, no pude dejar de considerar lo que fue para mí una evidente relación, no obteniendo respuestas sino más preguntas.

Había asistido por curiosidad a algunos partos, y lo primero que se me vino al recuerdo, y mientras escribo evoco, como si estuviera en la sala de partos, es ese olor amoniacal, lo definiría, una mezcla de amoníaco, sangre y acidez. Mismos y particulares olores del agua del natatorio, imaginé, la temperatura, el sabor, el olor, la viscosidad, del agua de la alberca y del líquido amniótico, aún sin haberlo probado debía parecerse mucho a esta agua. Y que estos jóvenes se veían "obligados" por las circunstancias estomatológicas a "probar" y tenerla dentro de la boca, también de los estímulos propioceptivos del agua sobre la superficie corporal, la sensación de ingravidez, la temperatura, etc. ¿Tendría alguna relación, el sabor olor del agua, con aquel hecho traumático durante el nacimiento del sujeto (recuerdo) donde había tragado y aspirado el agua amniótica?

Tratándose de una experiencia, tan primaria, tan fuerte y determinante en la vida del sujeto, entendí que hubiera sido muy difícil poner en palabras aquella sensación-recuerdo, evocar ese momento... no hubiera podido generar otra cosa que no hubiera sido angustia y llanto.

Igual todo este argumento especulativo, no sirvió más que para pensar, ¿qué rol juega el olfato como sentido, en la vida psíquica del sujeto, en sus representaciones afectivas, en sus relaciones con el medio, en su comunicación?

Empecé a recordar asociando, como los niños con autismo (algunos, como un hecho común), incorporan a su conducta el hecho de husmear, oler, "rastrear", etimológicamente: mirar con la nariz.

Uno de ellos, puede mirarme, llamarme inclusive por el nombre, pero necesita invariablemente "confirmarme" con el olfato, como si ninguno de los otros sentidos utilizados durante el encuentro, le fueran suficientemente "veraces", mientras que solo al momento de olerme, puede confirmar que el que está delante de él soy yo.

Esto supone que el encuentro con el otro, el encuentro con la cultura, cuando el otro representa una parte de la cultura social, ergo, el encuentro con una lengua, el encuentro con una particular manera de significar el entorno, está en gran medida mediado por el olfato, y no por la visión. Como supone la ciencia clásica el hombre- ojo- mano –objeto. Y el "olvido" del olfato como consecuencia de la hominización.

"La realidad de la vida cotidiana se presenta como un mundo intersubjetivo, un mundo que comparto con otros… sé que hay una correspondencia continúa entre mis significados y sus significados en este mundo, compartimos un sentido común de la realidad de éste."(Berger y Luckmann, 1966:38-39)

Primero tenía que saber y conocer más sobre el olfato, nada sencillo, ya que es sobre el sentido que menos se ha escrito, no obstante encontré una tesis, la piedra angular para comenzar con mi investigación, el trabajo de la Prof. Flora Chade, "Aportes para la comprensión psicoanalítica del olfato. La fase oral-olfatoria."[12]

Y especular la primera de las hipótesis para la comprensión del autismo, que la comunicación social se estructura a partir del olfato como organizador primario de las representaciones culturales.

---

[12] Flora Chade "Aportes para la comprensión psicoanalítica del olfato. La fase oral-olfatoria." Ed. Proa XXI, 2005

La Hipótesis

Pensé en este nuevo paradigma interpretativo para el síndrome del autismo, partiendo de una hipótesis que de antemano supone un planteo diferente de cómo se estructuran los modelos representacionales y como estos son mediados por la cultura, esto a la luz de reformular otra hipótesis, "que el organizador primordial, y primario de los modelos representacionales sería el olfato" y luego reformular de modo conjunto:

"Que una función diferente de este aparato sensorial, seguramente por cuestiones genéticas, sea el responsable de una representación, única, no convencional del mundo social inmerso en una matriz cultural y la manifestación de esta peculiaridad es fenoménicamente lo que denominamos autismo."

Es por demás pretenciosa esta doble especulación hipotética, para persistir en ella no solo me he valido, de la experiencia clínica (que siempre es escasa) sino del hecho de no tener nada por "seguro" y entender la refutabilidad de tal postulado.

Un texto que recurrentemente me han sugerido tanto autores como investigadores es "Proyecto de una psicología para neurólogos" que S. Freud escribiera en 1895, en uno de sus párrafos pertenecientes al capítulo cuatro "El punto de vista biológico", Freud dice respecto de la formulación de hipótesis.

"Con todo el que se dedique a la construcción de hipótesis científicas solo podrá tomarlas en serio una vez que se adapten desde más de una dirección a los conocimientos ya establecidos y siempre que de tal modo sea posible restarles su carácter arbitrario *ad hoc*."[13]

En tal sentido este trabajo es reescrito en estos momentos por su carácter dinámico y controversial, siempre cambiante, abierto a nuevos descubrimientos y flexibilidad conceptual. Es abordado desde la epistemología que mejor se adapta para la explicación de tan heterogéneos factores, es la neuroantropología.

---
[13] *Freud "Obras completas" Ed. Orbis S.A. Vol.2, ensayos VII-XVI Proyecto de una psicología para neurólogos – Pag. 217.*

Una episteme tan posible, como elementos multifactoriales que obedecen a la etiología del autismo. Y el mismo hecho que representa en sí, una fortaleza lo convierte en vulnerable al cambio.

Explica esto, otro texto "Psiquiatría clínica" de los autores Mayer – Gross, Slater, Roth, que en una posición relativamente antagónica al postulado freudiano, cuando se expresa en relación a la formulación de hipótesis dice: "Para que la ciencia pueda progresar, la mente necesita *hipótesis de trabajo*, al fin de comprender y disecar sus experiencias; y ningún perjuicio causará el que esas hipótesis sean solo parciales o incluso erróneas, siempre que se las considere con escepticismo." [14]

La pregunta de rigor se impone, ¿tengo dudas respecto de las hipótesis propuestas? .Respuesta: todas. Más tratándose de una explicación en la exploración conceptual de una episteme apenas conocida.

La duda me ha permitido mantener abierta la idea para comprender tan complejo fenómeno, aun cuando la neuroantropología anude y concilie aspectos en apariencia divorciados de las ciencias con respecto a la condición TEA como a su posible génesis, siempre encuentro cabos sueltos, vacíos que no tienen una explicación concluyente, y esto es <u>precisamente lo que más me</u>

[14] *Mayer-Gross, Slater, Roth "Psiquiatría clínica, Ed. Paidos Vol.3 1958, pag. 55.*

agrada del postulado y por ende lo que más me motiva.

Este trabajo pretende en sí, explicar lo fenoménico, con otras palabras, colocar un prisma teórico epistemológico diferente por el cual observar esta realidad y comprenderla.

Apoyado en la experiencia clínica en el soporte teórico de la biomedicina, la antropología, la psicología y la filosofía; en autores que hoy no se los considera a la *vanguardia*, en campo de la neurociencia, la psicología, la filosofía o la física, pero que considero sentaron las bases y los precedentes necesarios para poder transitar esta experiencia investigativa.

El Olfato

No es poco significativo que la mayoría, de los olores sean nombrados de manera evocativa, no hay un olor llamado "rojo", hay olor a... mandarinas, limón, jabón, por ejemplo. Y no es cualquier jabón es "ese" jabón" (para mi uno que usaba durante mi paso por el ejército, era lo único que sentía, olía bonito), o cuando mencioné en el comienzo a mi amigo de la infancia Guillermo C., puedo evocar y con esta evocación todos los recueros del olor de su cocina, y como invadía los espacios del resto de las habitaciones. Aunque ese olor no era agradable para mí, cuarenta años después me sigue llevando a "estar" con Guillermo C, en su habitación jugando.

Si quisiéramos recordar un evento de nuestras vidas por insignificante que sea, a través de los olores presentes en aquella circunstancia, haríamos un viaje inmediato a ese estado original de percepción.

Mi llegada a México fue primero a la hermosa Puebla de Zaragoza, en los primeros días recorrí casi todas sus calles y demoré cuatro días para distinguir un aroma particular, único que identifica a Puebla de otras ciudades que había conocido… el olor a maíz tostado, producto de las tortillas en los comales.

¿Por qué no se ha estudiado?, creo que, porque a diferencia del resto de los sentidos, este en particular es el más subjetivo de todos, las anosmias son detectadas por quienes la padecen, no por los médicos cuando las personas tienen alrededor de diez años, son auto diagnosticadas (así de subjetivo), y los instrumentos para estas evaluaciones son complejos.

Además parece ser un campo "misterioso" para los propios investigadores. En el año 2004, dos estadounidenses Linda Buck y Richard Axel[15], fueron reconocidos con un premio Novel de medicina por sus aportes investigativos a esta área, ellos hallaron una gran

---

[15] Guillermo Jaim Etcheverry, El cerebro que huele. Premio Nobel de Fisiología o Medicina 2004- versión On-line ISSN 1669-9106
Medicina (B. Aires) v.65 n.2 Buenos
Aires mar./abr. 2005 Tomado de: Buck L, Axel R. A novel multigene family may encode odorant receptors: A molecular basis for odor recognition. *Cell* 1991; 66: 175-87.

familia de genes vinculados a los receptores olfatorios, y como operan en la memoria olfativa.

Un dato significante de esta investigación es que el 3% de nuestros genes se usan para la codificación de receptores olfativos, esto se traduce en aproximadamente el equivalente a 1000 genes.

Aproximadamente la misma cantidad de genes que se cree son los involucrados en la condición autista. La relación solo es numérica, no infiere ninguna otra cosa.

"... un equipo de científicos de la Universidad de Princenton y de la Fundación Simons han empezado el trabajo de etiquetado de los genes implicados en el autismo.

Para ellos han desarrollado un software con una base de inteligencia artificial, el cual ha empezado a identificar unos 2.500 genes involucrados, ampliando la cifra de los 65 previos que se conocían. Hasta la fecha los investigadores estimaban que el conjunto de genes involucrados rondaban entre los 400 y los 1.000 genes, pero existían muchas lagunas, ya que se requería hacer un cruce masivo de datos."[16]

Haría en tal sentido una humilde exhortación a investigadores de todo el mundo que tengan en sus manos la observación de los "genes del autismo" que presten

---

[16] Daniel Comín, "Genética del autismo ¿Qué sabemos?", en *Autismo Diario*, 12 agosto, 2016, https://autismodiario.org/2016/08/12/genetica/.

particular interés a este grupo de 1000 genes identificados en relación a la función olfatoria.

"el olfato era un misterio...el sentido del olfato ha sido durante mucho tiempo el más enigmático de los sentidos..." Axel y Buck.

Me resulta sumamente interesante, el hecho de que el olfato constituye la estructura más antigua de nuestro sistema nervioso, el rinencéfalo forma parte de una porción esencial, de lo que se denomina cerebro emocional, Paul MacLean en 1952, habla justamente de cómo estas complejas estructuras, son activamente responsables de las emociones.

Con todo, no es tenido en cuenta el olfato como, "el sentido", que permite y facilita la comunicación social, emotiva y representativa, del sujeto en relación a su entorno cultural.

Todos los mamíferos o en su gran mayoría se valen de este sentido, como recurso vital, para acercarse a la fuente nutricia, buscar el alimento y la fuente nutricia, protegerse de los depredadores, elegir el mejor hábitat, elegir la mejor pareja, procrear, advertir peligros. Y la pregunta obligada es si realmente hemos dejado de ser "tan mamíferos", o... ¿a medida que nos hemos alejado del suelo hemos perdido la facultades vitales del olfato?, como dijera Freud.

O... ¿seguimos siendo inevitablemente husmeadores del "otro", y hemos re significado cortejos "feromónicos" de apareamiento y delimitaciones territoriales, por acciones más propias de seres culturizados; como son los poemas de amor y las guerras...?

Racionalizar la percepción olfatoria es de las actividades cognitivas representacionales más compleja, porque la naturaleza misma del olor; nos obliga a la experiencia afectiva. Agradable o no, placentero o no, el aroma es fijado al objeto como cualidad; e inherente a esto la afectividad. Cualquier otro sentido solo toma del objeto la cualidad externa y la representación del mismo no tendrá necesariamente carga emocional. Por ejemplo si puedo percibir el color de una silla (percepción visual) y su forma textura y solidez (percepción táctil) puede o no gustarme como objeto, pero puedo prescindir de sus atributos, cualidades externas, para descansar y sentarme sobre ella sin más. En cambio sí frente a ti, ponen un platillo cualquiera, aunque bien lucido, si el aroma es desagradable, dudo que te lleves bocado a la boca, por mucho hambre que tengas. ¿Cuál de los dos objetos olvidarás primero?

La capacidad evocativa del olfato, en lo que a recuerdos y circunstancias refiere, como ningún otro sentido, puede llevarnos a ese mismo instante, ubicarnos en esa misma escena, y representarnos esa misma realidad. Perceptiva y afectiva.

Posee la particularidad de tener neuro morfológicamente hablando, vías directas a zonas profundas de ambos hemisferios cerebrales, sin pasar por la estructura callosa, el hecho no menor que sea el bulbo olfatorio la principal estructura del "cerebro emocional" como lo describe Paul MacLean, y que este conjunto conforme el cerebro más primitivo de la evolución filogenética mamífero-hombre, el rinencéfalo o arquiencéfalo.

El acto de oler, mete, dentro del organismo partículas del objeto olido, es decir introyecta la esencia del objeto, las partículas químicas del olor de la mamá, son parte de la mamá, partes objetivas, moleculares y esenciales. Y me detengo en esta última palabra esencia, la definición que recuerdo de mi profesor de filosofía del texto de Hopkins, durante la escuela media, esencia es lo que hace que la cosa sea eso, y no otra cosa. También utilizada en el idioma español, para significar un concentrado de olor. En términos psicoanalíticos lacanianos, como si al oler nos impregnáramos de lo "real" de la cosa, y puesto que lo real no puede ser dicho, recurrimos a su representación, olor a... rosas, limón, azúcar quemada, etc.

Este acto de real introyección, las moléculas que dispersas en el ambiente se meten dentro de la nariz, le confieren a la experiencia sensorial la particularidad de ubicar al sujeto en tiempo y espacio, es decir el primer golpe a la conciencia del individuo.

Olor y conciencia

La base de la organización psíquica de una persona puede resumirse, en su carácter consciente o nivel de consciencia. Y ésta... en relación a él mismo (self), los otros y el entorno. Voy a quedarme con este principio de consciencia como "psiquismo" para no entrar en conflicto con epistemes como la neurociencia donde muchos autores han desacreditado por completo la posibilidad y existencia del aparato psíquico y el psicoanálisis como posibilidad epistemológica de análisis.

"Los sentidos se articulan (vista-oído-olfato-gusto), determinando distintas sensaciones que se ligan. La hegemonía visual va a organizar luego el aparato psíquico, pero hay otras organizaciones previas, de donde deducimos que el olfato, puede ser su organizador primitivo..."[17]

"En el hombre la olfacción interviene en grados diferentes en su doble papel de reconocimiento y de integración espacio temporal" Leroi-Gourhan[18]

La conciencia social y cultural recurre a estos estigmas que impactan al sentido para ubicar al sujeto, las manifestaciones culturales; tienen sus "códigos olorosos", no olerá a incienso en la cocina sino en la iglesia, u olerá a pólvora en el garaje sino la fiesta patronal, y no olerá a maíz tostado

---

[17] Flora Chade "Aportes para la comprensión psicoanalítica del olfato. La fase oral-olfatoria." Ed. Proa XXI, 2005.pag.36.

[18] Leroi Guourhan, "El gesto y la palabra" 1971 Pag.287

la peatonal cordobesa (Argentina) sino Puebla de Zaragoza.

Si quisiéramos sacudir las teorías explicativas de la condición del autismo podríamos confrontar una a una con la teoría que trato de desarrollar, pero por el momento solo mencionare la "Teoría de coherencia central" propuesta por Utha Frith (1989), donde explica porque el niño de condición no puede integrar los elementos del entorno y comprenderlos. Y esta me lleva a pensar en otra, "Teoría la de Funciones Ejecutivas" Ozonoff (1994). Ambas pueden explicarse si entendemos la posibilidad de una percepción olfatoria diferente.

Con todo si pensamos en el neonato, que al momento de nacer, tiene los sentidos "aturdidos", lo primero que hace y que lo liga y "obliga" a la vida es inspirar y con esta esta inspiración, toma del entorno próximo todas las partículas olorosas, imaginen, el líquido amniótico, la sangre, la mamá y en las obstetricias modernas, el neonatólogo, y los puericulturistas que de mano en mano van pasando él bebe, hasta que llega finalmente al pecho de la mamá, y por fortuna a la teta. De toda esta explosión sensorial, el olfato, estoy convencido es la más determinante y en ese preciso instante, él bebe comienza a significar los olores, y claro no tienen nombre, tampoco para nosotros, o sea que comienza a darle significado a lo no dicho y así, comienza a estructurar su psique.

Flora Chade, concluye que esta vivencia primaria y primordial de la experiencia olfativa se extiende hasta el cuarto mes, donde comienza la hegemonía de la experiencia visual a ser la organizadora, de este psiquismo. Por lo que habla de una etapa oral-olfatoria previa.

Un hecho curioso también, es que cuando los estímulos sensoriales se "van" se va con ellos el actor del estímulo, cuando la mamá, deja de tocar a su hijo, lo priva inmediatamente, de esta sensación, cuando le deja de hablar lo mismo y si escapa del campo visual del bebe, desaparece... mientras que lo que perdura en la ausencia es el olor, y es que el actor aunque no esté allí, sigue estando... dejó su impronta molecular su huella.

Continuando en la búsqueda, encontré una investigación, también de autores argentinos, L.C.H. Delgado y G.V.García[19], quienes en su investigación concluyen : "Nuestras investigaciones nos permitieron desarrollar un cuerpo teórico que intentamos insertar en la metapsicología psicoanalítica impulsando replanteos y reacomodamientos tales como la constitución de una primera etapa psicolibidinal con asiento en la pituitaria olfativa, los núcleos de la conformación femenino-masculino, las funciones materno-paternas y la vinculación sexual ligadas a las primeras experiencias olfativas."

---

[19] DELGADO, L. C. H. y G. V. GARCÍA: "La etapa nasal". Buenos Aires, Galerna, 1992.

Otro trabajo que me gustó mucho por el matiz heterogéneo, es una tesis de Bonadeo, Martín José[20]

"Las personas suelen hacer desde su lenguaje cotidiano alusiones a su condición química cuando utilizan frases como "cuestión de piel", "no hay química" o "algo me huele mal...". Bonadeo José -2005

Esta tesis muy bien documentada y de gran trabajo de investigación, aporta desde una mirada que nada tiene que ver con el prisma neurológico, psicológico, sino lo hace desde la mirada de un publicista y como reivindica y pretende utilizar los aspectos del <u>olfato vinculado</u> a la

[20] Odotipo: Historia Natural del Olfato y su función en la identidad de marca
1a ed. - Buenos Aires : Facultad de Comunicación. Universidad Austral, 2005.

comunicación humana, en un auténtico acercamiento a la "función" cultural del olfato. Como a partir de este se realizan elecciones inconscientes y como suele ser usado para provocar conductas de consumo.

Autismo y Olfato

Esta asociación, debo confesar que es mía, han pasado más de seis años desde que se me ocurrió como posibilidad y hasta donde he podido investigar, no hay referencia previa, lo que sugiere dos cosas inequívocas, puede ser un hecho de enorme significado o es un disparate total. Con lo cual asumo la doble responsabilidad.

Como sea, este es el meollo, la punta del ovillo, de donde comencé a modelar un constructo teórico para comprender el autismo y especular sobre su posible origen.

En lo que se refiere al olfato, he tratado de dejar establecido que tomo como posibilidad, el hecho que este sentido sea, el organizador primario de las representaciones que facilitan el hecho social (comunicación y convención) . Lo que sugiere que entiendo al autismo como una "desorganización" a este nivel, (tampoco lo considero del todo una desorganización, pero eso lo veremos luego), pero no me aparto de la posibilidad de que se deba a un funcionamiento diferente del aparato olfatorio, y que esta causa puede ser genética, con lo que todas las posibilidades, epistemológicas de estudio: la genética, las neuro funcionales o psicológicas, las cognitivas y sociales; son válidas y se integran a la hora de posicionar una idea respecto del autismo y su origen.

¿Cómo se entiende esto?, pues haré mención a un concepto que he tratado de introducir.

Antes que suponer solo la percepción sensorial, supongamos

como posibilidad la representación (idea-concepto-afecto), puesto que la percepción solo remite a la función orgánica de los sentidos, la representación no solo alude al estímulo percibido sino a la elaboración consiente de lo percibido. Allí donde se atribuye significado a lo percibido.

"La conciencia es la superficie del aparato psíquico, capaz de registrar la cualidades de los objetos, mediante su sistema percepción-conciencia, evolutivamente el último en la serie filogenética, tal como Freud lo formula en su descripción de la vesícula viva."[21]

---

[21] *Flora Chade "Aportes para la comprensión psicoanalítica del olfato. La fase oral-olfatoria." Ed. Proa XXI, 2005.pag.27.*

De este modo la representación es más completa en cuanto lo que queremos significar, ya sea empírica u abstracta, la representación es atreves de los sentidos, y como estos interactúan con los objetos, por fuerza de la voluntad.

"El mundo es mi representación: ésta es la verdad válida para cada ser que vive y conoce..."[22]

Aquí, un uso extendido de la expresión "está en su mundo", para las personas con TEA, cuando se habla de la aparente apatía de la persona con autismo o de su conducta exclusiva y abstraída. Pues no una expresión ~~menor y guarda un cie~~rto grado

[22] A. Schoppenhauer, "el mundo como voluntad y representación, Vol 1. Ed. Fondo de Cultura Económica , 2005.pag. 85.

de verdad intuitiva. El mundo, único, representado por el sujeto con autismo, lo hace no convencional y en ese no convencionalismo, solo él propone, el juego de ideas y representaciones, necesarias para la comunicación, la particular percepción y el arbitrario modo de sentir y hacer.

No se trata entonces de un déficit en las funciones sensitivas perceptivas, ni en una "mala" estructuración del psiquismo, ni de las madres refrigerador, o los polímeros de empaquetados o la contaminación del aire; se trata de una estructuración diferente, única, no convencional, la que permite en apariencia este mundo de representación única, inducida muy probablemente por un trastorno del neurodesarrollo atribuido específicamente a la función olfatoria.

Como dice A. Schoppenhauer, nada es sino a través de los sentidos; aunque se confiesa platónico, Aristóteles dijo: nada en el intelecto, está, sino es por los sentidos.

Nada que tenemos dentro ingresa sino a través de nuestras "puertas" con el exterior (funciones sensoriales), *gates,* veremos que se mencionan a menudo, algunos autores proponen un déficit en estas puertas "gates" que, quedan abiertas o sin la posibilidad de "filtrar" estímulos externos, de tal modo que el sujeto con autismo no tiene más remedio que aislarse, para protegerse de esta *invasión sensorial,* así sobre este fundamento teórico, la Dra. Olga

Bogdashina, en su libro "El autismo y los bordes del mundo conocido: la sensibilidad, el lenguaje y realidad construida"[23], establece dos parámetros muy tenidos en cuenta en este trabajo, primero la experiencia de lo percibido, afecta la atención, la memoria, las formaciones conceptuales y la imaginación. Lo que entiendo en otras palabras la representación. Y segundo, la Dra. Bogdashina, propone que estas "gating" o puertas de entrada sensorial, no operan con un sistema de filtrado selectivo o tamiz, resultando en una experiencia abrumadora, para la persona que cierra este "gating" y por lo tanto teme abrir a

---

[23] Olga Bogdashina, "El autismo y los bordes del mundo conocido: la sensibilidad, el lenguaje y realidad construida" ed. Jessica Kingsley Publisher, 2005

una experiencia sensorial nueva o de aprendizaje.

Siendo además de psicóloga y lingüista, entiende la falta de convencionalismo en la comprensión y expresión del sujeto con autismo, como da más importancia la persona con autismo, a la comunicación no verbal, ya que el uso de la palabra lleva implícito el aspecto convencional, para su comprensión, formulación de concepto-idea, representación expresada.

Tuve el enorme orgullo, de haber intercambiado opiniones con la Dra. Bogdashina, le resultó llamativo ¿por qué yo había escogido solo el sentido del olfato como abordaje de estudio?, y estableció un aspecto que considero importante, en relación a como las personas con autismo "sienten" (perciben), no poseen mayores habilidades sensoriales, "sentir más o mejor", sino es que no "pueden" con las sensaciones percibidas las cuales los abruman.

Este principio teórico de "gates" (puertas abiertas) sensoriales, he encontrado que también ha servido de referencia al trabajo de la Dra. Velleda Cecchi, aunque lo toma de una concepción previa, inferida desde el psicoanálisis freudiano. Sobre todo de la obra que mencionáramos antes "Proyecto de una psicología para neurólogos" Freud 1895.

Comenta en el libro de la Dra Velleda Cecchi , " Los otros creen que no estoy, Autismo y otras psicosis infantiles" ,el Dr. Valls: " Al

Autismo lo considera una particular constitución del psiquismo, sostiene que hay una falla de protección antiestímulo (la protección antiestímulo psíquica, me refiero, no a la caparazón física que pertenece a la biología; esa la tiene, por cierto y es la única que el autista puede usar) que hace vivir en un plus de realidad no mediada, en un mundo traumático con predominio cuantitativo, del que solo se puede defender aislándose de la percepción; de ahí el autismo pues, al no haberse formado una buena barrera psíquica, debe usar otros medios de defensa deficitarios que no dejan subjetivar, lo convierten en un ser pleno de realidad lleno de dolor."[24]

---

[24] Velleda Cecchi, "Los otros creen que no estoy, Autismo y otras psicosis infantiles" ed. Lumen

Volvemos al punto donde psicología y biología, se amalgaman en una teoría, y dan explicación a lo fenoménico, en uno de sus aspectos más visibles, el aislamiento la imposibilidad de comunicación convencional. Por ese motivo sigue siendo el término representación el que más apropiado encuentro, cuando quiero dar explicación a al aspecto más "disfuncional" del TEA.

Convencido de la coherencia de la Dra. Bogdashina, que no hay un modo "diferente de percibir en relación a lo cuantitativo" pero si se conforma un psiquismo no convencional, como interpreta Velleda Cecchi, a partir de lo que se percibe; el olfato, podría ser la

2005- pag.8

llave del enigma. No quiero utilizar el término disnosmia o anosmia, para referirme a un modo único de percepción olfatoria y se me ocurrió la analogía con el daltonismo. Un *olfato daltónico*.

Analogía con un "Daltonismo para el olfato"

Cuando trato de expresar lo que significa un nivel de representación, o un modo diferente de representación, tomando como hipótesis que el organizador primordial de las funcionales representacionales es el olfato, propongo como analogía una especie de "Daltonismo para el olfato". Uno de los ejemplos, más clarificadores resultó del texto "Un Antropólogo en Marte" de Oliver Sacks, un libro bien referenciado a la hora de hablar sobre la comprensión del autismo de manera fenoménica. Habla, de un hombre que tras un traumatismo pierde la facultad de ver en colores..., tras este trastorno el sujeto llamado Sr.I, en el libro comienza a percibir el mundo circundante de modo diferente y explica no solo como se percibe sino como se representa el mundo circundante. Dice Oliver Sacks "...aceptamos las películas o fotografías en Blanco y negro porque son *representaciones* del mundo, imágenes que podemos mirar o apartarnos de ellas cuando queremos. Pero para él el blanco y el negro era una *realidad* todo cuanto le rodeaba, 360 grados, sólido y tridimensional, veinticuatro horas al día. Le pareció que la única manera en que podía expresarlo era creando una habitación completamente gris, para que otros la experimentaran, aunque naturalmente, señaló, el propio observador debería ir pintando de gris, a fin de formar parte de ese mundo y no ser solo un observador. Más que eso el observador tendría que perder, como le había ocurrido a él, el conocimiento neural del color. Era, dijo, como vivir en un mundo "moldeado en plomo".

Posteriormente dijo que ni "gris" ni "plomo" transmitían ni de lejos, como era realmente su mundo. Lo que experimentaba no era "gris", dijo, sino cualidades perceptivas para la que la experiencia ordinaria, el lenguaje ordinario, no tenía equivalente."[25]

Sirve parcialmente como ejemplo, ya que en relación al olfato como en el ejemplo en relación a las "formas" y "dimensiones", no se trataría de un déficit sino de una

[25] Oliver Sacks, "Un antropólogo en Marte" ed. Anagrama. "compactos" 2013, Pág. 31, 32, 33.

directa representación diferente, desde la primer inspiración y los olores que esta conlleva, una experiencia a nivel representacional propia , no ordinaria.

Una nota de color que Oliver Sacks describe de este sujeto es la siguiente: "...Solo un sentido podía proporcionarle verdadero placer en esa época y era el olfato. El señor I, siempre había tenido un sentido del olfato agudo y de gran carga erótica, de hecho regentaba una perfumería y mezclaba él mismo los aromas...los placeres del olfato se intensificaron (o eso le pareció a él)..."

Un hecho particularmente curioso de la población Rarámuri, enclavada en la sierra Norte del

Estado de Chihuahua en México, es que no admiten distinción entre los colores verdes y azul, de tal manera que a ambos colores de manera indistinta le asignan un solo nombre, (esta historia la había escuchado del Dr. Gotes, profesor de antropología de la ENAH), luego lo confirme en un documento, "El bosque es clasificado igual que el cielo, *okéachi siyoname,* es decir verde-azul, que significa una continuidad espacial, verbal y de movimiento"[26] , la pregunta; que se contesta sola es si esto ¿es un "problema" sensorial o una suerte de representación particular de una comunidad?, una representación

---

[26] Mtro. Augusto Urteaga Castro-Pozo INAH Chihuahua, "Peritaje antropológico en la comunidad rarámuri de Pino Gordo, municipio de Guadalupe y Calvo, Chihuahua, México" p.34

que tiene el consenso cultural y así es trasmitido. Ergo percibido por los miembros rarámuri como indistintos los colores verde-azul, sin que este fenómeno denote una percepción alterada o patológica de la realidad.

Lo que sucede con los olores en cambio, es que la atribución de significado es mucho más sutil y representacional, obedece mucho más profundamente a la experiencia personal del sujeto, en este sentido estricto es eminentemente empírico y arbitrario; no convencional.

Por lo mismo si no tengo el mecanismo de representación en una línea con los modelos representacionales de la cultura a la cual pertenezco, (daltonismo olfatorio) las representaciones de todo cuanto perciba en cualquier orden sensorial, tendrán un anclaje no convencional, fuera de la cultura, y por consiguiente una dificultad clara en las diferentes formas sociales de comunicación. Se puede entender como "conducta autista".

Considerar o no, como "patología" el mecanismo representacional "alterado" a través de un posible "daltonismo olfatorio", dependerá más de la flexibilidad de la cultura para aceptar un posible modo diverso de representaciones, que de la "alteración" misma.

Cuando en el autismo hablamos de una condición en un espectro, concepto de Lorna Wing 1979, no estamos más que afirmando que lo "diverso" son los niveles de representación, que el espectro depende de niveles de representación más culturalmente convencionales en un extremo, y menos culturalmente convencionales en el otro extremo del espectro. Lo que se traduce en más posibilidades de representarme culturalmente el entorno y en función de esto comunicarme socialmente a todo nivel, y menos posibilidades de representación convencional y más signos" de aislamiento, o "conducta "autista.

La representación

Entonces hay algo que trasciende el significado propio de la palabra, la semántica "es", en una convención cultural.

De allí que no tenga muy claro el uso, de técnicas terapéuticas donde el sujeto, solo repite sonidos vacíos de contenido o significación, pero que son "correctos"; en la idea de haber logrado que el niño hable o que "pida" en lo que entendemos sus necesidades.

Sigue dándome vueltas esta "falla de representación cultural del entorno" como prioritario. Quienes explican la teoría de la mente, (teoría de Peter Hobson 1995: "... déficit emocional primario") su equivalente fisiológico, neuronas espejo, definen esta imposibilidad de la persona con autismo para "interpretar" en rostros ajenos, gestos, entonaciones, sentimientos, modalidades del carácter o intencionalidades. Sin duda un mecanismo que incorporamos a la edad muy temprana de nuestro desarrollo, basta con leer "El primer año de vida del niño" de R. Spitz 1970, como describe las reacciones del niño a los rostros durante el primer trimestre de vida. Entendiendo de alguna manera la "intención" de un rostro malo y uno sonriente.

Pienso de igual manera que lo que no se tiene en cuenta, respecto de las personas con condición del autismo, es que NO "carecen" de esta facultad, y representan de un modo diferente, las significaciones, como si hubiera desde el mismo nacimiento incorporado no convencionalismos, para "observar" el mundo circundante, y en virtud de esto relacionarse.

Si por caso, llegáramos otro mundo por supuesto con otra cultura, lleno de seres inteligentes, de los cuales no podemos "escapar". Imaginémolos, antropomórficos para tener una meridiana identificación, aunque más no sea por cuestiones de orden anatómico. Nos veríamos tentados a suponer seres con ojos grandes, de cuerpos pequeños y cabezones. Y estamos por suerte obligados a convivir con estos seres; con nuestros sentidos intactos, y nuestro coeficiente intelectual, vamos a suponer, similar al de nuestros anfitriones (es inútil una valoración en este sentido quizás por las mismas razones de mi argumentación), seríamos sin duda completos "autistas" a sus ojos. Toda nuestra convención cultural para hacernos entender sería inútil, y aun cuando nos proveyeran cuidado, para alimentarnos y abrigo, la comida no nos mataría, ¿pero sería de nuestro agrado?, el abrigo sería ajustado a nuestra necesidad y medio interno, ¿nos gustaría la textura del género? O ¿el color, o, el olor?, ¿serían las horas de descanso las pretendidas por ellos o las que necesitaríamos realmente? Aun cuando lográramos sobrevivir, porque supongamos que serían muy "cuidadosos", sería una persona angustiada y "encerrada" en mi mundo, solo con gran esfuerzo podría ir re-significando algunas cuestiones, desandar un camino aprendido para aprender uno nuevo, el desafió sería antes que hablar (suponiendo que en esta sociedad se usara algún tipo de lenguaje), apropiarme de los convencionalismos culturales, para poder significar necesidades, gustos, sentimientos. Aun cuando adquiera estos elementos, sería un ser con una condición "particular". Con habilidades, formas, y modos de representación del mundo que me rodea únicos.

Esta "imagen" en cuanto a su sentido, es referida por Temple Grandin, cuando dice que se siente como "un antropólogo en marte", frase que da origen al título de la obra de Oliver Sacks "Un antropólogo en marte".

Este es un ejemplo poco probable, pero si por caso existiese una comunidad de seres humanos aquí en la tierra, que permitiese generar espacios para el neurodesarrollo tan flexibles en cuanto a las posibilidades de representación cultural individual tanto que la inclusión sería un hecho del modo cultural en sí misma; pensaríamos que estamos en la Utopía del autismo. Pues actualmente estoy detrás de estos modos culturales de inclusión en comunidades indígenas de México en donde parece NO haber trastornos del neurodesarrollo. Pero esto no forma parte de esta tesis.

No todo debe ser explicado

Pese a que pudiera parecer un aspecto contradictorio respecto de lo que debe motivar a un investigador pero creo exactamente lo contrario. Respecto del autismo tenemos una tendencia natural a dar explicaciones a todo cuanto se manifiesta y "forzar" posibles causas etiogénicas, esto me ha servido para descubrir en aquellos que sosteniendo un constructo teórico o epistemología particular, dejan abierta las posibilidades a otros enfoques. No perdamos de vista que nuestro objeto es un sujeto, y cada persona en su particularidad solo se explica a sí misma, y apenas si podemos conocerla un poco.

REFERENCIAS Y BIBLIOGRAFÍA

A. Schoppenhauer, "el mundo como voluntad y representación, Vol 1. Ed. Fondo de Cultura Económica, 2005.
Berger, Peter y Lukcmann, Thomas "La construcción social de la realidad". Amorrortu editores. Buenos Aires Argentina. 2001
Bonadeo, Martín José "Odotipo: Historia Natural del Olfato y su función en la identidad de marca"1a ed. - Buenos Aires: Facultad de Comunicación. Universidad Austral, 2005.
Calzetta, Juan Jose "Representación y trauma en el autismo". (Universidad de Buenos Aires P028, programación científica 2004-2007).
Daniel Valdez, Victor Ruggeri, "Autismo, del diagnóstico al tratamiento" Ed. Paidós 2011.-
DELGADO, L. C. H. y G. V. GARCÍA: "La etapa nasal". Buenos Aires, Galerna, 1992.
Flora Chade "Aportes para la comprensión psicoanalítica del olfato. La fase oral-olfatoria." Ed. Proa

XXI, 2005.
Freud S. "*Obras completas*" Ed. Orbis S.A. Vol.2, ensayos VII-XVI Proyecto de una psicología para neurólogos.
L.I.S (Laboratorio de Investigaciones Sensoriales) CONICET-*Extración y modelación de los parámetros prosódicos para el análisis, síntesis y reconocimiento del habla. Informe Anual XLII- 2009 – ISSN-0325-2043.*
Leroi Guourhan, "El gesto y la palabra" Ed. Universidad de Venezuela 1971
Mayer-Gross, Slater, Roth "Psiquiatría clínica, Ed. Paidos Vol.3 1958.
Olga Bogdashina, *"El autismo y los bordes del mundo conocido: la sensibilidad, el lenguaje y realidad construida"* ed. Jessica Kingsley Publisher, 2005.
Olga Bogdashina, *'Percepción sensorial en el autismo y Síndrome de Asperger'* (Ed. Autismo Ávila).
Oliver Sacks, *"Un antropólogo en Marte"* ed. Anagrama. "compactos" 2013.
Paul Watzlawick " *Teoría de la comunicación humana"* Editorial

Tiempo Contemporáneo, 1971
Rivera Amarillo Claudia Patricia, Aprender a mirar el discurso sobre el autismo, Tesis, Dpto. Antropología, Universidad Nacional de Colombia. Mayo 2003.
Sally Bloch-Rosen, Ph.D. (8 Abril 1999- Artículo) Síndrome de Asperger, Autismo de Alto Funcionamiento y Desórdenes del Espectro Autista, Traducción realizada por: Rogelio Martínez Maciá
Spitz R. "El primer año de vida del niño" Ed. Aguilar, 1974
Velleda Cecchi, "Los otros creen que no estoy, Autismo y otras psicosis infantiles" ed. Lumen 2005

ACERCA DEL AUTOR

El Mtro. Humberto Guerrero conoció en el mundo de la discapacidad en el año 1989 a poco de terminar la escuela secundaria como voluntario en el Instituto Hellen Keller (Ciudad Universitaria en Córdoba), en un programa de atención al niño multi-impedido llevado a cabo por la Fundación Hilton Perkins. Luego ya inscripto en la Universidad Nacional de Córdoba persiguió su objetivo a través de la neuro rehabilitación .De manera independiente inauguro AUTISMOCBA en la ciudad de Rio Ceballos en Argentina (AUTISMOCBAMX en México), para dedicarse exclusivamente a la atención de personas con TEA como Investigador, docente y terapeuta.
En el 2014 recibe la invitación para desempeñarse como Catedrático en diferentes Universidades de México en las asignaturas de: Neurología pediátrica, Neuro

desarrollo, Psicología de la discapacidad, Crecimiento y desarrollo, siendo este escenario el idóneo para desarrollar tareas docentes y de Investigación. En el 2016, se desliga del compromiso universitario para continuar por su cuenta el desarrollo de un modelo teórico para la comprensión y posible génesis del autismo; desde la epistemología de la neuroantropología. Actualmente es becario CONACyT, y estudia como investigador superior la condición del autismo en diferentes grupos étnicos de México para el posgrado de Ciencias Antropológicas de la Escuela Nacional de Antropología e Historia. Autor de los libros: "Margarita para los chanchos. Autismo representando un enfoque", "Los ABC del Autismo", "Inclusión en educación… sería una buena idea" y "Deshojando la margarita de autismo. Una teoría explicativa para la génesis y comprensión del autismo desde una perspectiva neuroantropológica."

www.ingramcontent.com/pod-product-compliance
Lightning Source LLC
Chambersburg PA
CBHW072149170526
45158CB00004BA/1567